EXAMEN

MÉDICAL ET ADMINISTRATIF

DE LA LOI DU 30 JUIN 1838

SUR LES ALIÉNÉS.

Paris. — Imprimerie de L. Martinet, 30, rue Jacob.

EXAMEN

MÉDICAL ET ADMINISTRATIF

DE LA LOI DU 30 JUIN 1838

SUR LES ALIÉNÉS,

PAR

M. LISLE,

Médecin de l'établissement privé d'aliénés du faubourg Saint-Germain.

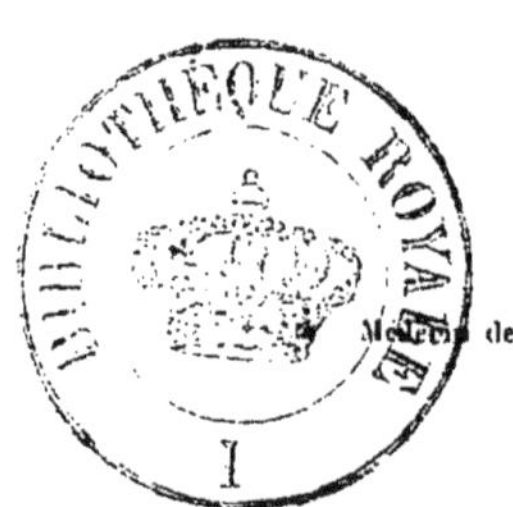

(Extrait des Annales médico-psychologiques.)

PARIS.

IMPRIMERIE DE L. MARTINET,

RUE JACOB, 30.

1847.

EXAMEN MÉDICAL ET ADMINISTRATIF

DE LA LOI DU 30 JUIN 1838

SUR LES ALIÉNÉS.

De la séquestration des aliénés dangereux.

Avant la promulgation de la loi du 30 juin 1838, l'isolement des aliénés et leur admission dans les établissements qui leur étaient consacrés, étaient abandonnés presque sans contrôle à l'arbitraire des familles, des maires et des préfets. Dans certains établissements, on recevait les malades avec une facilité telle, qu'on devait craindre de voir en résulter les abus les plus funestes, d'autant plus sûrement que ces établissements n'étaient soumis à aucune surveillance légale régulièrement organisée. Dans d'autres maisons, au contraire, on poussait le rigorisme et les scrupules jusqu'à refuser tous les aliénés qui n'étaient pas interdits. Il existait enfin des départements dans lesquels les hospices se refusant à recevoir les aliénés dangereux, ceux-ci étaient enfermés dans des prisons, et étaient confondus avec les criminels. Pour remédier à un état de choses aussi déplorable, la loi nouvelle ordonna d'abord que « chaque département se» rait tenu d'avoir un établissement public destiné à recevoir » et soigner les aliénés, ou de traiter à cet effet avec un éta» blissement public ou privé, soit de ce département, soit » d'un autre département. » Elle s'occupa ensuite des placements faits dans ces établissements. L'admission des malades fut entourée d'une foule de précautions, qui toutes avaient pour but de rendre impossibles les séquestrations arbitraires. Mais dans leur zèle en faveur de la liberté individuelle, les législateurs n'ont peut-être pas laissé une assez grande latitude à l'appréciation de l'autorité administrative. Si la liberté des individus ne saurait être trop protégée contre les abus et l'arbitraire, la société mérite bien aussi qu'on s'occupe de la défendre contre la fureur et les excès d'une foule de malheureux auxquels une affreuse maladie enlève toute liberté morale et toute conscience de la responsabilité de leurs actes. Or, c'est ce que la loi du 30 juin 1838 ne fait pas suffisamment, si on en juge du moins d'après la manière dont on exécute journellement les articles 18 et 19 de cette loi (1).

---

(1) Art. 18. A Paris, le préfet de police, et dans les départements, les préfets ordonneront d'office le placement dans un établissement d'aliénés de toute personne interdite ou non interdite, dont l'état d'aliénation compromettrait l'ordre public ou la sûreté des personnes.

Les ordres des préfets seront motivés, et devront énoncer les circonstances qui les auront rendus nécessaires. Ces ordres, ainsi que ceux qui seront donnés conformément aux articles 19, 20, 21 et 23, seront

Il est vrai que les préfets doivent, d'après le premier de ce articles, ordonner d'office le placement dans un établissement d'aliénés de toute personne dont l'état d'aliénation compromettrait l'ordre public ou la sûreté des personnes. Mais ces placements d'office ne peuvent avoir lieu qu'à la suite d'une enquête minutieuse, qui dure souvent plusieurs jours, surtout lorsque les malades habitent la campagne. Comment se conformer sans cela aux prescriptions du second paragraphe du même article, qui exige que les ordres de placement soient motivés, et fassent connaître les circonstances qui les ont rendus nécessaires? Cependant personne n'ignore combien sont rapides quelquefois les progrès de la folie, surtout lorsqu'elle est arrivée au point de menacer l'ordre public et la sûreté des personnes. Qu'arrivera-t-il d'un autre côté, si la famille du malade cherche à tenir secrets les premiers phénomènes d'une maladie qu'on désire presque toujours dérober à tous les yeux? Et sur qui fera-t-on retomber dans une pareille circonstance la respon-

---

inscrits sur un registre semblable à celui qui est prescrit par l'article 12 ci-dessus, dont toutes les dispositions seront applicables aux individus placés d'office.

Art. 19. En cas de danger imminent attesté par le certificat d'un médecin ou par la notoriété publique, les commissaires de police à Paris, et les maires dans les autres communes, ordonneront, à l'égard des personnes atteintes d'aliénation mentale, toutes les mesures provisoires nécessaires, à la charge d'en référer, dans les vingt-quatre heures, au préfet, qui statuera sans délai.

sabilité des malheurs qui pourront résulter de l'inactivité forcée de l'administration? La loi se tait complétement sur cette question dont l'importance ne saurait être contestée par personne. Mais nous admettons que l'autorité soit prévenue, que l'enquête soit commencée en temps utile, et nous n'en persistons pas moins à penser que celle-ci, grâce aux lenteurs des formalités administratives, n'aboutira fréquemment à un résultat que lorsqu'il ne sera plus temps. La maladie aura marché, et pendant que les gardiens de la sûreté publique se croisent les bras dans leur impuissance, quelque drame sanglant viendra épouvanter les populations.

On nous dira peut-être que l'article 19 impose aux commissaires de police à Paris, et aux maires dans le reste de la France, le devoir d'ordonner d'office le placement des aliénés, *en cas de danger imminent attesté par le certificat d'un médecin ou par la notoriété publique*. Mais ce certificat, quel médecin le donnera s'il ne lui est demandé par la famille du malade? Et si l'on est obligé de s'en rapporter à la notoriété publique, qui sera juge de l'imminence du danger, et quelles règles devra-t-on suivre pour son appréciation, si on n'admet pas tout d'abord que celle-ci existe presque constamment par cela seul que l'aliénation mentale est bien constatée? D'ailleurs, nous en revenons toujours forcément à une enquête dont les lenteurs peuvent être fatales. Et puis, qu'on ne s'y trompe pas, les maires, dans les communes rurales surtout, hésiteront longtemps avant d'accepter la responsabilité d'une mesure qui pourrait irriter contre eux la susceptibilité de quelques uns de leurs administrés. Ce n'est pas là une supposition gratuite, mais bien l'expression trop réelle des faits.

PREMIER FAIT.

Nous avons donné des soins dans la maison de santé du faubourg Saint-Germain, placée, comme on sait, sous la direction médicale de M. le docteur Leuret, à un vieillard qui habitait, il y a environ trois ans, une ville importante, située à quelques lieues de Paris. Depuis un grand nombre d'années, celui-ci avait donné, à des époques indéterminées, des signes évidents de folie, qui déjà avaient exigé à deux reprises différentes son placement dans une maison de santé. Un mois environ avant son entrée dans l'établissement où nous l'avons connu, il fut pris d'un nouvel accès plus intense et plus grave que les précédents. Celui-ci se manifesta d'abord par un besoin exagéré de mouvement et une propension extrême aux boissons alcooliques. Privé presque complétement de sommeil, on le vit bientôt errer jour et nuit, cherchant à faire, partout où il s'arrêtait, les marchés les plus extravagants. Quelques jours de ce genre de vie suffirent pour jeter ce malheureux dans un état d'excitation nerveuse telle, qu'il en vint à chercher querelle à toutes les personnes qui essayaient de contredire ses idées ou de résister à ses capricieuses folies. Enfin, lorsque sa famille se décida à le faire placer dans une maison de santé, il avait annoncé publiquement, depuis deux ou trois jours, qu'il mettrait le feu à une maison dont le propriétaire lui déplaisait, et au débarcadère d'un chemin de fer qu'il voulait faire reconstruire à ses frais sur un plan plus monumental.

Les parents du malade ne voulant pas se donner vis-à-vis de lui l'odieux qui résulterait de sa séquestration, crurent pouvoir s'adresser au préfet et au maire, à qui ils apportèrent un certificat du médecin constatant qu'il y avait danger imminent à laisser plus longtemps M. *** en liberté. La notoriété publique avait d'ailleurs fait connaître depuis longtemps à ces deux magistrats les excès de toute nature auxquels celui-ci se livrait, et les menaces dont il poursuivait toutes les personnes qui se trouvaient d'une façon quelconque en rapport avec lui. Eh bien! le croirait-on? le préfet et le maire ne se trouvèrent pas suffisamment autorisés par la loi et par les supplications de la famille à faire le placement d'office qu'on leur demandait. Ils ordonnèrent chacun de leur côté une enquête, qui traîna, sans aboutir à rien, pendant quatre ou cinq jours; et afin d'éviter quelque malheur, les parents du malade se virent forcés, pour l'attirer dans la maison de santé, de recourir à un subterfuge, qu'il y avait tout intérêt à éviter.

Qu'attendait-on cependant? sans doute que le danger imminent se fût changé en un malheur réel, qui pouvait aller jusqu'à l'incendie d'un immense débarcadère de chemin de fer! Les faits de ce genre sont loin d'être rares. Il n'est pas d'établissement d'aliénés publics ou privés qui ne reçoive annuellement un certain nombre de malades dangereux dont le placement d'office n'a été obtenu qu'avec une extrême difficulté et après des longueurs interminables. L'autorité se regarde donc comme désarmée tant que le désordre de l'intelligence ou des passions ne se sera pas traduit en actes de violence plus ou moins graves contre la sûreté des personnes et des propriétés. Cette excessive réserve de l'administration, en présence d'une urgence dont nous démontrerons surabondamment l'existence dans un grand nombre de cas, tiendrait-elle donc à ce que ses attributions et surtout ses devoirs seraient définis dans la loi en termes trop vagues et trop généraux? Cela ne nous paraît guère probable. Dans son projet primitif, le gouvernement se contentait de donner aux préfets et aux maires la faculté d'ordonner le placement d'office dans les établissements publics des aliénés dangereux. La commission de la Chambre des pairs, et après elle la Chambre elle-même, pensèrent avec juste raison que l'administration n'userait que très rarement de cette faculté, qui fut convertie, avec l'assentiment du gouvernement, en une obligation stricte et impérieuse. Rien ne doit être facultatif, disait à cette occasion l'honorable rapporteur, toutes les fois qu'il s'agit de la sûreté publique. D'ailleurs, les termes mêmes des articles cités précédemment sont assez clairs pour enlever toute espèce de doute. Si donc la loi n'est pas toujours exécutée comme il convient, la cause en est ailleurs.

Le devoir imposé à l'autorité de protéger la société contre la fureur et la divagation des aliénés pouvait devenir entre ses mains un instrument d'oppression. On pouvait prévoir le cas où, dans un intérêt politique, un citoyen serait enlevé à sa famille et à ses affaires, et renfermé dans une maison d'aliénés; et quoique aucun fait sérieux ni authentique n'eût été produit à l'appui de ces craintes, on allait jusqu'à prétendre qu'on verrait bientôt revenir le régime des lettres de cachet. Sans aucun doute, il serait injuste, dans l'état actuel de nos mœurs, de faire peser sur l'administration des soupçons aussi graves. Cependant il suffisait que l'abus fût possible pour que le législateur dût en prévenir la réalisation, et lui chercher un correctif efficace. Ce correctif, on crut le trouver dans l'autorité judiciaire, dont les devoirs, dans ce cas spécial, sont définis dans l'article 29 de la loi. Mais il est évident pour nous qu'on dépassa dans la rédaction de cet article le but qu'on se proposait d'atteindre. Il est ainsi conçu :

Art. 29. Toute personne placée ou retenue dans un établissement d'aliénés, son tuteur, si elle est mineure, son curateur, tout parent et ami, pourront, à quelque époque que ce soit, se pourvoir devant le tribunal du lieu de l'établissement, qui, après les vérifications nécessaires, ordonnera, s'il y a lieu, la sortie immédiate.

Les personnes qui auront demandé le placement, et le procureur du roi, d'office, pourront se pourvoir aux mêmes fins.

Dans le cas d'interdiction, cette demande ne pourra être formée que par le tuteur de l'interdit.

La décision sera rendue, sur simple requête, en chambre du conseil et sans délai ; elle ne sera point motivée.

Aucune requête, aucune réclamation adressée soit à l'autorité judiciaire, soit à l'autorité administrative, ne pourront être supprimées ou retenues par les chefs d'établissements, sous les peines portées au titre III ci-après.

Ainsi donc, lorsqu'une personne aura été placée d'office dans un établissement public d'aliénés, le tribunal du lieu pourra ordonner sa sortie immédiate, après en avoir délibéré en chambre du conseil, c'est-à-dire, sans débat public et contradictoire, et sans avoir besoin de motiver son arrêt. N'est-ce pas constituer l'administration en suspicion permanente, et trouvera-t-on beaucoup de préfets qui ne craignent pas de s'exposer à un blâme aussi injurieux? Avant d'ordonner, *sous sa responsabilité*, le placement, dans un établissement d'aliénés, d'une personne qu'il regarde comme dangereuse pour la sûreté publique, le préfet s'entourera des documents les plus propres à le conduire à la vérité; il fera faire une enquête, il recueillera de nombreux témoignages, il interrogera les hommes de l'art; et il suffira, pour faire rendre ce même individu à la liberté, qu'un tribunal irresponsable, composé de trois juges, presque toujours étrangers aux nombreuses difficultés que soulève l'étude de la folie, déclare que le préfet s'est trompé, et que le danger qu'on craignait n'existe plus ou même n'a jamais existé! Qui ne voit que c'est rendre impossible l'exécution des articles 18 et 19 dans tous les cas où la folie et les dangers qu'elle entraîne après elle ne sont que difficilement appréciables? Personne n'ignore en effet avec quelle fureur aveugle certains aliénés s'abandonnent à toute la fougue des plus funestes passions. Qui donc osera prendre, vis-à-vis d'un de ces malheureux, la responsabilité de son placement d'office dans un établissement d'aliénés, si on peut craindre de le voir rendu à la liberté quelque temps après, et, avant sa complète guérison, par un arrêt du tribunal civil? Or, c'est ce qui n'arrive que trop souvent, même à Paris, où les magistrats sont en général plus au courant de ces questions difficiles. Quelques faits feront mieux connaître notre pensée.

DEUXIÈME FAIT.

Il y a environ quatre ans, le capitaine B... fut conduit dans la maison de santé du docteur Brierre de Boismont, par ordre du commissaire de police de son quartier. Celui-ci avait, à plusieurs reprises, menacé de brûler la cervelle à son portier, qu'il accusait de mêler des substances malfaisantes à l'eau qui lui servait à boire. Suivant lui, ces substances étaient introduites à travers les portes, les murailles, etc. L'obsession de ces idées délirantes était telle, que M. B... était allé plusieurs fois chez M. Orfila, pour le prier d'analyser cette eau qu'il croyait empoisonnée. Le tribunal qui fut saisi d'une demande de mise en liberté quelques jours après l'entrée du malade dans l'établissement, désigna pour l'examiner comme experts MM. Orfila, Ferrus et Devergie. Ces médecins reconnurent que le capitaine B... était aliéné, et conclurent, dans leur rapport, qu'il était nécessaire de le maintenir dans une maison de santé. Celui-ci n'en fut pas moins mandé devant le tribunal. Là, il conserva assez d'empire sur lui-même pour éviter toute allusion à ses idées délirantes, ou pour en reconnaître le peu de fondement; et les magistrats, peu au courant sans doute des ruses de certains malades lorsque leur intérêt les oblige à dissimuler, le firent mettre immédiatement en liberté.

Mais qu'arriva-t-il? Quelques jours à peine après sa sortie de l'établissement du docteur Brierre de Boismont, le capitaine B... y fut ramené par sa famille; et les personnes qui s'étaient intéressées à lui lors de sa première arrestation, et qui avaient demandé avec le plus d'instance sa mise en liberté, se virent forcées de reconnaître l'erreur dans laquelle elles étaient tombées.

Pourquoi donc avoir ordonné une expertise médicale, si on ne devait avoir aucun égard à ses conclusions? N'est-il pas au moins surprenant qu'un examen de quelques minutes suffise à des juges pour apprécier l'état mental d'un individu réputé aliéné, lorsque des médecins qui ont consacré leur vie à l'étude des maladies mentales s'accordent à reconnaître que, dans beaucoup de cas, une observation assidue de plusieurs jours leur est nécessaire pour établir convenablement leur diagnostic? Le législateur entendait sans doute autrement les devoirs de l'autorité judiciaire lorsqu'il lui donnait le droit d'ordonner, *après les vérifications nécessaires*, la sortie immédiate des individus qui ne lui paraîtraient pas aliénés. Et ne serait-ce pas une véritable dérision que de prétendre qu'on a fait *les vérifications nécessaires*, lorsqu'on s'est contenté de mander et d'examiner dans la chambre du conseil les individus séquestrés pour cause de folie, surtout lorsque des médecins ont déjà fait une expertise contradictoire, comme dans le cas particulier dont il s'agit?

C'est aussi peut-être la faute de quelques médecins d'aliénés, si leurs opinions ne sont pas toujours adoptées par les tribunaux, et si même, dans quelques cas, évidemment de leur compétence, on croit pouvoir se passer de les consulter. Dans des questions aussi graves, on ne saurait s'exprimer avec trop de clarté et de précision. Rien, ce nous semble, ne doit rester dans le vague, et si on croit que, dans un intérêt public, un citoyen doit être privé de sa liberté, il faut avoir le courage de le proclamer sans faux-fuyants et sans arrière-pensées. Agir autrement, c'est laisser croire qu'on n'a pas une conviction bien arrêtée, et, dans le doute, le tribunal doit nécessairement adopter l'interprétation la plus favorable à celui qui se plaint d'être détenu arbitrairement. C'est ce qui est arrivé dans le cas suivant, que nous rapporterons avec quelques détails, parce qu'il a eu un certain retentissement, et que, selon nous, la répétition fréquente de faits analogues rendrait tout à fait inexécutables les prescriptions si importantes des articles 18 et 19 de la loi du 30 juin 1838.

TROISIÈME FAIT.

Le 9 juillet 1844, est entrée dans la maison de santé de M. le docteur Brierre de Boismont, une femme âgée, je crois, de cinquante-neuf ans, qui avait été arrêtée à la suite d'une rixe violente avec son mari. La gravité de cette rixe était attestée par un certificat du maire de Nanterre, dont la conduite fut approuvée par le préfet de police, qui ordonna d'office le placement de cette dame dans un établissement d'aliénés. L'examen attentif de sa nouvelle pensionnaire, dont le langage et les manières dénotaient une personne sans éducation, ne révéla d'abord au docteur Brierre de Boismont aucun signe bien défini de folie. Sa figure énergique, fortement colorée, son tempérament sanguin, sa constitution robuste, annonçaient un caractère résolu et emporté, et des habitudes de domination et de violence. Elle se plaignait, dans les termes les plus vifs, de la scélératesse de son mari, qui, disait-elle, lui avait joué ce mauvais tour pour vivre plus à l'aise avec ses concubines. Le lendemain, celui-ci apporta à M. Brierre de Boismont un certificat du docteur Montcourier, à la date de 1827, attestant que la dame L..... était en proie à une monomanie aiguë de jalousie; deux certificats, l'un de 1831, l'autre de 1844, rédigés par les docteurs Borel et Foucault, qui constataient également une maladie mentale; enfin, deux procès-verbaux de l'adjoint et du maire de Nanterre énonçant les mêmes faits. Il attestait de plus que, depuis plusieurs années, sa femme avait des accès de jalousie portée jusqu'à la fureur, pendant lesquels elle s'abandonnait, à son égard, à des actes de violence qui avaient mis plusieurs fois sa vie en danger. L'accès passé, madame L... devenait tranquille, et avait des intervalles lucides de plusieurs mois.

Il est important de noter que M. L... est âgé de soixante-neuf ans, de petite taille, et d'une constitution peu robuste. La vie désordonnée que sa femme lui reproche ne l'a pas empêché [illegible] nommé marguillier et membre du conseil municipal de sa commune. Celle-ci l'accuse encore d'avoir dissipé sa fortune avec ses nombreuses concubines. Il est constant, au contraire, que M. L..... a augmenté le peu de bien qu'il possédait. Il vit d'ailleurs en très bonne intelligence avec ses deux fils, qui sont parvenus à acquérir une honnête aisance par leur travail et leur bonne conduite, et qui n'ont jamais ajouté foi aux nombreuses récriminations de madame L... contre leur père.

Dans les jours qui suivirent son entrée dans la maison de santé, madame L..... s'emporta, à deux reprises différentes, contre son mari, qui était venu lui apporter des paroles de paix et de consolation, avec une telle violence, que celui-ci fut obligé de se retirer précipitamment. Sans aucune provocation, elle vomit un torrent d'injures, et prononça contre lui et ses prétendues concubines les menaces de mort les plus terribles. Un autre jour, elle injuria, dans les termes les plus violents, une fille de service qui la priait de ne pas rester dans un jardin où elle s'était introduite.

Ces faits justifiaient pleinement la mesure par laquelle la dame L... avait été privée de sa liberté, et MM. les docteurs Béhier et Bouneau, envoyés par le préfet de police pour constater son état, en jugèrent probablement ainsi, puisque leur rapport ne fut pas suivi d'un ordre de mise en liberté. Cependant, le tribunal ayant été saisi d'une plainte en détention arbitraire déposée par une fille de madame L..., M. le docteur Ferrus fut chargé, dès le 4 août, de l'examiner, et de faire, *dans les trois jours*, un rapport circonstancié sur son état mental. M. Ferrus prit *deux mois* pour un examen qui, sans doute, lui parut offrir de graves difficultés. Il visita la malade à quatre reprises différentes. Enfin, le 8 novembre suivant, il fit parvenir au tribunal un rapport dont les conclusions sont curieuses à plus d'un titre. Ces conclusions, les voici, telles que nous les trouvons consignées dans un mémoire intéressant de M. Brierre de Boismont publié dans les *Annales médico-psychologiques* (1844), auquel nous avons emprunté les faits qui précèdent :

1° La dame L...., depuis qu'elle est placée dans la maison de santé de M. Brierre de Boismont, n'a pas donné de signes évidents d'aliénation mentale, quoiqu'elle ait cédé parfois à l'emportement de son caractère.

2° Pour affirmer que la dame L..... peut nuire à l'ordre et à la tranquillité publique, et à la sûreté, soit de son mari, soit de tout autre, il faudrait être plus amplement informé que nous ne le sommes sur les circonstances antérieures à la séquestration.

3° Enfin, cette dame me semble dans un état intermédiaire de lucidité et de trouble mental, propre à certains individus, lesquels ont une conduite parfaitement régulière, et paraissent raisonnables, tant qu'ils sont maintenus, et qui se livrent néanmoins aux plus grands écarts dès qu'ils sont abandonnés à leur volonté instable et chancelante.

Je pense, en conséquence, que la dame L... doit être soustraite aux causes qui peuvent exciter sa colère et troubler sa raison; qu'elle doit vivre éloignée de son mari, sous la surveillance immédiate de quelque parent qui accepte la responsabilité de veiller sur ses actions ; et qu'il sera prudent de la replacer dans une maison de santé, si elle témoigne le désir de rentrer de vive force chez elle, ou même de s'immiscer dans les affaires de son mari.

Le tribunal, s'appuyant sur ce rapport, ordonna la mise en liberté de madame L..., par son arrêt du 24 novembre 1844. Cependant, quelles conséquences logiques est-il possible de tirer des conclusions qui précèdent? Ainsi *madame L... n'a pas donné de signes évidents d'aliénation mentale depuis son entrée dans la maison de santé de M. Brierre de Boismont.* Non, sans doute, si par le mot aliénation mentale on entend seulement la *fureur*, l'*imbécillité* ou la *démence* dont parle le Code civil, et si on raie d'un trait de plume tous les progrès faits depuis 50 ans dans l'étude des altérations maladives de l'intelligence et des passions! Encore faudrait-il ne tenir aucun compte des antécédents de la malade, attestés par des certificats de médecins honorables, et de cette circonstance notée par M. Ferrus lui-même, *qu'elle a cédé plusieurs fois* à l'emportement de son caractère depuis son entrée dans la maison de santé, et cela quoiqu'elle eût tout intérêt à se montrer parfaitement calme et raisonnable.

Il semble même que M. Ferrus a compris tout ce qu'il y avait de trop hasardé dans sa première proposition, puisqu'il ajoute plus bas que *madame L.... est dans un état intermédiaire de lucidité et de trouble mental propre à certains individus, lesquels ont une conduite parfaitement régulière, et paraissent raisonnables, tant qu'ils sont maintenus, et qui se livrent néanmoins aux plus grands écarts dès qu'ils sont abandonnés à leur volonté instable et chancelante.* La conséquence naturelle de cette appréciation n'était-elle pas la nécessité du maintien de madame L... dans la maison de santé, maintien qui pouvait seul empêcher le retour de ces *écarts* dont M. Ferrus prévoit la possibilité dans l'avenir? Aussi ajoute-t-il plus bas *que madame L... doit être soustraite aux causes qui peuvent exciter sa colère et troubler sa raison.* Mais nous avons peine à comprendre comment on la soustraira à ces causes si on lui rend la liberté, même avec la condition de vivre éloignée de son mari? D'ailleurs, si madame L... n'est pas folle et dangereuse dans sa folie, pourquoi la séparer de son mari? Pourquoi surtout la placer sous la surveillance immédiate de quelqu'un de ses parents, *qui accepte la responsabilité de ses actions?* Elle est donc assez malade pour que ses actions doivent être considérées comme involontaires, et ne lui soient nullement imputables! Et si elle refuse cette surveillance, quelle est la loi qui la lui imposera tant qu'elle ne sera pas interdite? Si elle veut réintégrer le domicile conjugal, comment l'en empêchera-t-on, à moins qu'il n'intervienne un jugement de séparation de corps auquel personne n'a songé, pas même la malade qui aurait cependant des griefs si énormes à reprocher à son mari?

Voilà donc un pauvre vieillard qui peut être obligé de vivre, malgré lui, avec une femme emportée et jalouse jusqu'à la fureur, reconnue aliénée par des médecins honorables, qui lui impute des torts imaginaires, qui profère contre lui les menaces les plus inquiétantes, et qui, plusieurs fois déjà, a essayé d'attenter à ses jours! M. Ferrus en rédigeant son rapport, les juges en rendant leur arrêt, ont-ils bien réfléchi aux conséquences cruelles qui pourraient résulter d'un semblable état de choses? ont-ils aussi réfléchi à la position fâcheuse dans laquelle se trouveraient les médecins et les autorités locales, vis-à-vis d'une femme qui les accuse de s'être vendus à son mari, et qui pourra se croire victime de leur connivence avec lui?

On trouvera peut-être que nous avons apporté une grande vivacité dans la discussion du rapport de M. Ferrus. Mais les conclusions de ce rapport ont, sans aucun doute, entraîné la conviction du tribunal, et la mise en liberté de la dame L..... nous paraît avoir été, de tout point, une mesure déplorable et dangereuse. Dangereuse pour la malade, dont la vie s'est usée depuis au milieu de tous les excès de la débauche la plus effrénée. M. le docteur Foucault, médecin à Nanterre, qui avait eu occasion de voir madame L... avant son entrée dans l'établissement de M. Brierre de Boismont, a bien voulu nous donner les renseignements suivants sur la manière d'être de cette dame postérieurement à sa sortie : « Madame L... est morte à Paris, » chez sa fille, un an environ après les événements qui précè- » dent. Après son jugement qui la forçait à rester chez sa fille, » moyennant pension de son mari, elle se livrait aux mêmes em- » portements déréglés, aux mêmes menaces de mort et d'incendie » qu'autrefois; mais sa fille la retenait par la crainte qu'elle lui » inspirait de la remettre entre les mains de la justice. » Dans ces derniers temps elle s'adonnait avec une sorte de frénésie aux boissons alcooliques; et lorsque nous avons vu M. le docteur Foucault, il ne lui paraissait pas douteux que ces excès n'eussent contribué à abréger sa vie.

Mais c'est surtout au point de vue de l'intérêt public que cette mesure nous paraît déplorable. Le jugement qui a fait mettre madame L... en liberté a condamné du même coup le maire qui l'avait fait arrêter, le préfet de police qui avait approuvé son arrestation et ordonné d'office son placement dans une maison de santé, et enfin les médecins qui avaient constaté son état d'aliénation mentale et reconnu la nécessité de son maintien dans l'établissement. Sans doute le mal aurait été moindre si on avait pu dire qu'après avoir été folle madame L... était guérie au moment où le jugement a été rendu. Mais M. Ferrus dit formellement dans son rapport *qu'elle n'a pas donné de signes évidents d'aliénation mentale depuis son entrée dans la maison de santé.* On se demande dès lors pourquoi on l'a laissée pendant si longtemps privée de sa liberté et sous le coup d'une imputation aussi cruelle. Comment, M. Ferrus reconnaît que cette dame n'est pas aliénée, et il consacre plus de deux mois à la rédaction d'un rapport qu'on lui demandait dans les trois jours? Et le tribunal lui-même n'avait-il pas un autre devoir sacré à remplir, celui de punir les administrateurs qui s'étaient rendus coupables d'une atteinte aussi audacieuse à la liberté individuelle? N'était-ce pas là la conséquence naturelle et nécessaire de son arrêt?

Que serait-il arrivé d'un autre côté si le préfet de police, persistant dans son opinion sur l'état mental de madame L..., et s'armant des droits qui lui sont conférés par les articles 18, 19 et 21 (1) de la loi du 30 juin 1838, s'était opposé à la mise en liberté de cette dame? ou si, deux ou trois jours après sa sortie, il l'avait fait arrêter de nouveau comme dangereuse pour la sûreté publique? Est-il besoin de faire ressortir tout ce qu'il y aurait de grave dans la reproduction fréquente d'un semblable conflit entre l'autorité administrative et l'autorité judiciaire? Il était facile de prévoir que l'exécution de l'article 29 entraînerait nécessairement des inconvénients énormes, dont le plus sérieux serait sans contredit d'imposer à l'administration une réserve dangereuse dans l'exécution des articles 18 et 19 de la loi. Ces inconvénients avaient été prévus lors de la discussion de la loi à la Chambre des pairs, et l'adoption de cet article avait été très vivement combattue par plusieurs orateurs, et notamment par M. le baron Pelet (de la Lozère).

« Je comprends très bien, disait cet orateur, quand une » famille aura fait séquestrer abusivement un de ses membres, » que le tribunal qui en sera informé le fasse mettre en liberté.

---

(1) Art. 21. A l'égard des personnes dont le placement aura été volontaire, et dans le cas où leur état mental pourrait compromettre l'ordre public ou la sûreté des personnes, le préfet pourra, dans les formes tracées par le 2e paragraphe de l'article 18, décerner un ordre spécial, à l'effet d'empêcher qu'elles ne sortent de l'établissement sans son autorisation, si ce n'est pour être placées dans un autre établissement.

Les chefs, directeurs ou préposés responsables, seront tenus de se conformer à cet ordre.

» Il interviendra ainsi dans des actes de la vie privée, et protégera la liberté individuelle contre l'atteinte qu'elle aura reçue. » Mais lorsque c'est l'autorité publique qui agit, ne craint-on » pas d'élever un conflit dangereux? ne craint-on pas que le » préfet, dans l'appréhension de ce conflit, ne s'abstienne de » rendre un arrêté qui sera cassé quelques jours après par un » tribunal de quelques juges, par un tribunal irresponsable? Et » je demande à qui la responsabilité de la sûreté publique restera » dans cette occasion? »

Nous avons cherché vainement une réponse satisfaisante à ces graves objections dans les discours des orateurs qui appuyaient le projet du gouvernement. Préoccupés presque exclusivement du soin de protéger la liberté individuelle contre des dangers dont rien ne démontrait l'existence, ils n'ont pas compris que leur loi laisserait en réalité la société sans défense contre la fureur d'un certain nombre d'aliénés; que dans bien des circonstances les prescriptions cependant si impératives de l'article 18 seraient nécessairement méconnues. Toute cette loi du 30 juin 1838 semble du reste avoir été rédigée sous l'impression d'une défiance extrême de tous les hommes qui devraient concourir à son exécution; comme si les garanties les plus sérieuses en faveur de la liberté individuelle ne se trouvaient pas précisément dans leur loyauté et leur responsabilité morale vis-à-vis de l'opinion publique! « C'est dans la responsabilité grave et » sérieuse des chefs d'établissement, disait M. le marquis Barthélemy dans son rapport à la Chambre des pairs, que votre

» commission a pensé qu'elle devait placer la principale garantie » de la liberté individuelle et des intérêts des familles ; elle a » cherché tous les moyens de l'accroître et de l'engager de » plus en plus. »

Pourquoi donc alors tout ce luxe de précautions, qui ne pouvaient avoir d'autres résultats que celui de décourager les administrateurs qui voudraient prendre leurs devoirs au sérieux. Elles étaient d'autant plus inutiles que les lois existantes suffisaient et au-delà pour réprimer tous les abus de pouvoir auxquels la loi nouvelle pouvait servir de prétexte. « Je reconnais » et je dois ajouter, disait le ministre de la justice dans cette » même discussion, que dans un pays comme la France, avec » toutes les garanties qui sont données à la liberté individuelle, » avec la publicité qui s'attache à tous les actes de l'administra- » tion, je n'ai pas d'inquiétude de voir jamais un citoyen arrêté » et sa liberté attaquée sous prétexte que sa folie compromet » l'ordre et la sûreté publique. L'administrateur qui prendrait » sur lui cette responsabilité serait atteint par le Code pénal, et, » soyez-en bien sûrs, le moyen de se plaindre ne manquerait à » personne ; et si l'individu lésé ne pouvait pas faire entendre » sa voix, l'acte coupable aurait un grand retentissement, et le » magistrat administrateur qui aurait commis ce crime en serait » certainement puni. » Que pouvait-on désirer de plus, et qu'était-il besoin de déroger ainsi à l'un des principes les plus importants de notre droit constitutionnel en inscrivant dans la loi une exception aussi considérable, et, selon l'expression de M. le duc de Broglie, « une innovation aussi énorme que celle de » porter à la critique d'un tribunal un acte de l'autorité admi- » nistrative, un acte discrétionnaire de l'administration ? »

On se tromperait beaucoup cependant si on nous supposait la pensée d'attribuer à l'administration une autorité sans limites et sans contrôle pour le placement d'office des aliénés réputés dangereux. Nous le reconnaissons volontiers, tout individu qui se prétend lésé dans quelqu'un de ses droits doit toujours trouver aide et protection auprès de l'autorité judiciaire, et nous dirons un peu plus bas comment il serait possible de concilier ces deux intérêts, en apparence contraires. Mais nous voulons aussi que la loi soit exécutée dans celles de ses dispositions qui sont destinées à sauvegarder les intérêts de tous; nous demandons que dans des questions aussi délicates on accepte toujours comme élément de conviction les découvertes de la science contemporaine. Il serait étrange vraiment, lorsqu'il s'agit de préserver la justice d'erreurs aussi fatales que celles que nous avons signalées, qu'on ne prît pas en grande considération les recherches si précieuses de Pinel, d'Esquirol et de leurs nombreux élèves sur les aliénés dangereux! Il n'est plus permis aujourd'hui de renfermer la signification du mot *folie* dans les bornes étroites que lui avaient imposées les auteurs du Code civil. La doctrine de la *monomanie*, qui avait rencontré d'abord de si nombreux adversaires, a définitivement acquis son droit de bourgeoisie dans la science. Elle a reçu la double consécration du temps et des faits. C'est ainsi sans doute qu'en ont jugé les législateurs de 1838, lorsqu'ils ont substitué dans la loi nouvelle le mot générique d'*aliénation mentale* aux qualifications insuffisantes de *fureur*, d'*imbécillité* et de *démence !*

On est donc forcé de le reconnaître, il existe un certain nombre d'aliénés qui sont tourmentés par des hallucinations ou des conceptions délirantes de natures très diverses, tout en conservant dans les relations ordinaires de la vie les apparences de la raison la plus parfaite. Cet état dure plus ou moins longtemps, quelquefois plusieurs années, pendant lesquelles on observe chez ces malheureux un changement inexplicable dans le caractère et dans les habitudes, jusqu'à ce qu'enfin des actes plus excentriques ou plus funestes viennent révéler le trouble profond de leur intelligence. Ce sont ces malades chez lesquels se développent à la longue les plus funestes penchants, qu'il importe de séquestrer de bonne heure, avant que leur volonté devienne impuissante contre les impulsions maladives qui les obsèdent. Mais dans la plupart des cas de ce genre le diagnostic offre souvent de graves difficultés. Il demande une observation attentive et une expérience consommée ; et c'est ici surtout que la justice a besoin, pour être éclairée, des lumières de la médecine et de l'intervention des hommes spéciaux. Mais comme, dans une question qui touche de si près aux droits les plus sacrés de l'individu et de la société, on ne saurait s'entourer de trop de preuves et de lumières, nous avons réuni des chiffres et quelques faits qui nous paraissent tout à fait concluants. Nous rapporterons avec quelques détails ces derniers, qui seront comme autant de pièces justificatives à l'appui des considérations qui précèdent.

QUATRIÈME FAIT.

Le 8 mars 1844, a comparu devant la cour d'assises des Bouches-du-Rhône un ouvrier boulanger, nommé Biscarrat, accusé d'avoir assassiné un de ses camarades dans la journée du 27 novembre 1843. Les discours et la conduite de ce malheureux dans sa prison, son insensibilité après le crime, ayant inspiré à ses juges des doutes sérieux sur l'intégrité de sa raison, M. Aubanel, médecin de l'asile des aliénés de Marseille, fut chargé de l'examiner, et de faire un rapport sur son état mental. Les faits nombreux constatés dans ce rapport, publié dans les *Annales médico-psychologiques*, confirment pleinement les soupçons qu'on avait conçus d'abord.

Biscarrat avait vécu longtemps en Afrique, où il était allé chercher fortune. Il y avait fait un petit commerce qui avait prospéré d'abord. Mais depuis un an, il était tombé dans la plus affreuse misère, par suite de circonstances très ordinaires, que dans son désespoir il attribua au mauvais vouloir d'ennemis cachés et inconnus. Ceux-ci, loin d'être apaisés par sa ruine, s'acharnèrent, dit-il, contre lui et ne lui laissèrent pas un instant de repos. Il ne tarda pas à s'apercevoir qu'ils mettaient du poison à tous ses aliments, à l'aide de moyens occultes qu'il ne comprenait pas, mais qui, suivant lui, n'en étaient pas moins réels.

Pour déjouer les projets de ses prétendus ennemis, Biscarrat rentra en France quelques mois avant la perpétration du crime dont il était accusé. Ses persécuteurs l'y suivirent, et le forcèrent à changer plusieurs fois de résidence. Avant de venir à Marseille, il fit un séjour de quelques jours à Avignon, pendant lequel il alla porter plainte au procureur du roi de cette ville. Plus tard, ce magistrat écrivait au juge d'instruction de Marseille, qu'en effet, plusieurs mois auparavant, Biscarrat était venu se plaindre à lui d'avoir beaucoup d'ennemis et de persécuteurs, et qu'ayant remarqué chez cet ouvrier de l'exaltation et de l'incohérence dans les idées, il avait considéré ces prétendues accusations comme le fait d'un dérangement intellectuel. Mais c'est à Marseille surtout que Biscarrat a été tourmenté par ses ennemis imaginaires. Dès les premiers jours de son arrivée, leurs persécutions devinrent si insupportables qu'il acheta un pistolet avec la résolution d'y mettre un terme par le suicide. Vers la même époque, ce malheureux crut s'apercevoir qu'un jeune ouvrier, boulanger comme lui, et qui lui était jusque là tout à fait inconnu, était son empoisonneur, ou du moins l'agent de ses ennemis. Celui-ci l'avait rencontré au cabaret, et lui avait fait un accueil plein de cordialité auquel il n'avait aucun droit de s'attendre. Ce fut assez pour confirmer tous les soupçons de Biscarrat, et un jour, étant au cabaret avec lui, il lui déchargea son pistolet dans l'oreille en présence de plus de vingt personnes; puis il alla tranquillement se livrer à la justice.

Toute cette histoire était racontée avec un sang-froid imperturbable, on pourrait presque dire avec une rare franchise. Dans les divers interrogatoires qu'on lui fit subir, jamais Biscarrat ne varia dans son dire : dans sa conviction intime il avait de nombreux ennemis; l'homme qu'il avait tué était leur agent; il s'était vengé lorsqu'il lui avait été démontré qu'il lui était impossible de faire cesser autrement les persécutions auxquelles il se croyait en butte. Biscarrat fut acquitté à l'unanimité par le jury.

N'est-il pas évident que le meurtre commis par Biscarrat aurait été prévenu si les articles 18 et 19 de la loi sur les aliénés avaient été exécutés? Depuis plus d'un an que ce malheureux luttait contre une affreuse maladie, qui détruisait peu à peu, en même temps que sa raison, tous les sentiments généreux, qui développait à leur place les idées sinistres de suicide, de vengeance et de meurtre, le cas de danger imminent prévu par la loi n'était-il pas suffisamment démontré? Lorsque Biscarrat va porter plainte à Avignon chez le procureur du roi, le devoir de ce magistrat n'était-il pas impérieusement tracé par la nature même de ses griefs? Il remarque chez cet ouvrier de l'exaltation et de l'incohérence dans les idées, il considère ses accusations comme le fait d'un dérangement intellectuel, et cependant il le laisse libre. Combien n'a-t-il pas dû déplorer plus tard son imprévoyance, lorsqu'il a appris à quelle extrémité cruelle la maladie avait poussé ce malheureux !

Il y a encore dans ce fait un enseignement qui ne devrait pas être perdu. Il arrive assez fréquemment que des aliénés très raisonnables en apparence vont ainsi se plaindre de persécutions imaginaires ou demander protection contre des ennemis inconnus chez le procureur du roi, et, à Paris surtout, ches les commissaires de police. S'ils ne sont pas exaltés outre mesure ou même furieux, on les éconduit poliment et on les laisse libres. Qu'arrive-t-il cependant? ces malheureux voient un déni de justice dans cette conduite de l'autorité; leur défiance, leurs soupçons, leur désespoir, s'en augmentent, et bientôt ils se persuadent qu'ils ne doivent plus compter que sur eux-mêmes pour se venger ou se délivrer de leurs persécuteurs. Ils achètent des armes et se tuent, ou bien s'en prennent au premier venu, dont la figure, les manières ou les paroles leur offrent quelque chose de suspect. Les journaux de médecine, et plus particulièrement les annales d'hygiène publique et de médecine légale, renferment la relation d'un grand nombre d'événements de ce genre, qui auraient été certainement prévenus si les malheureux qui en ont été les héros avaient été séquestrés à temps. Ces faits ont été publiés la plupart pour démontrer la nécessité de séquestrer de bonne heure les aliénés dangereux. A ce titre, ils rentrent complétement dans notre sujet; mais il serait beaucoup trop long de les reproduire ici, et nous nous contenterons de les signaler à l'attention de nos lecteurs. Le fait suivant est peut-être encore plus intéressant et plus instructif que celui qui précède.

CINQUIÈME FAIT.

Le 19 mars 1843, M. B... de R..., employé à l'administration des contributions indirectes, au ministère des finances, à la suite d'une vive discussion avec M. D..., chef du personnel au même ministère, s'arma d'un pistolet qu'il tenait caché sous son paletot, et le déchargea presque à bout portant sur son chef, qui, par un bonheur inouï, ne fut pas atteint. Aussitôt après son arrestation, M. B... de R... donna des signes évidents de folie, qui déterminèrent le tribunal à charger des médecins spéciaux, MM. Foville et Brierre de Boismont, de constater son état mental. Ces médecins firent une longue enquête, de laquelle ressortirent les faits les plus concluants à l'appui du soupçon qu'on avait conçu d'abord. Ces faits sont consignés avec beaucoup de détails dans un rapport qui a été publié dans les *Annales médico-psychologiques*. Nous nous contenterons d'en faire un court résumé.

Depuis environ huit ans, M. B... de R... est sujet à des douleurs d'entrailles, qui reviennent à des intervalles très irréguliers et qu'il attribua dès cette époque à des tentatives d'empoisonnement. Bientôt il crut s'apercevoir qu'une vaste conspiration s'était formée, composée d'empoisonneurs qui avaient juré sa perte. Les agents de cette association le poursuivaient sans cesse, et c'étaient sans doute leurs pratiques criminelles qui lui avaient donné ces mortelles douleurs d'entrailles qu'il éprouvait si fréquemment. Sous l'empire de ces craintes chimériques, M. B... de R... change souvent et à l'improviste d'habitation; il dîne rarement chez lui, et toujours en des endroits différents; parfois il fait lui-même sa cuisine pendant la nuit; s'il dîne en compagnie de plusieurs personnes, il ne touche d'aucun mets avant que les autres en aient goûté. Sa défiance est telle, qu'il ferme sa porte à plusieurs serrures; il laisse attendre fort longtemps avant d'ouvrir les personnes qui viennent le voir habituellement. Sombre, taciturne, il refuse d'aller dans le monde, où il est toujours comme embarrassé de lui-même. Il est peu communicatif, froid, impoli même avec ses camarades.

M. B... de R... espérant tromper ses ennemis et échapper à leurs persécutions, sollicite et obtient plusieurs fois de changer de résidence. Mais partout il est poursuivi par les mêmes défiances et par les mêmes erreurs. Il a même des hallucinations de la vue et de l'ouïe dont il raconte quelquefois les particularités à ses camarades ou à ses parents, soit par lettres, soit de vive voix. Ainsi, un jour, étant à la chasse, il affirme avoir vu un homme, caché derrière une haie, qui faisait feu sur lui, ou du moins le couchait en joue ; il a fait mine de s'en approcher, mais presque aussitôt celui-ci a disparu. Le ministre lui permet enfin de venir à Paris quelques mois avant la tentative de meurtre commise sur la personne de M. D.... Là, au lieu de se loger dans le voisinage de son ministère, il va se reléguer dans un village situé hors des barrières. Il ne se fait même pas connaître au portier de la maison qu'il habite. Toutes ces précautions ne l'empêchent pas, quand il sort dans la rue, de voir autour de lui des figures sinistres qui le regardent de travers et qui ont sans aucun doute de mauvais desseins. Un jour il a acquis la certitude qu'un homme qu'il n'a pu reconnaître est venu la nuit pour scier les barreaux de sa croisée. En allant un autre jour à Saint-Germain par le chemin de fer, il a aperçu dans la diligence où il se trouvait plusieurs personnes qui le regardaient d'un air menaçant ; il est descendu à une station pour prendre un autre wagon, et le lendemain il a acheté deux pistolets. Il en avait déjà deux, depuis huit ans, qui étaient toujours chargés et qu'il portait souvent sur lui.

Une autre circonstance à noter, c'est que M. B... de R... s'est persuadé depuis longtemps que pour le perdre on attaque sa moralité, on l'accuse d'avoir une maladie honteuse; qu'on se moque de lui, on le dessert auprès de ses chefs; que ceux-ci veulent l'empêcher d'obtenir de l'avancement. Il est encore constamment préoccupé du désir de dérober à tous ses craintes et ses soupçons de toute nature qui par moment, dit-il, pourraient le faire passer pour fou. Aussi le motif principal de son animosité contre M. D... est-il la supposition tout à fait gratuite que celui-ci avait divulgué quelques confidences qu'il lui avait faites sous le sceau du secret.

Le rapport de MM. Foville et Brierre de Boismont ayant établi de la manière la plus positive que M B... de R... était en état d'aliénation mentale, et avait agi sous l'inspiration d'une idée délirante en déchargeant son pistolet sur la personne de M. D..., le tribunal le renvoya des fins de la plainte et ordonna son placement dans un établissement d'aliénés. Depuis son entrée à Charenton, M. B... de R... est devenu plus calme, il paraît par moments moins préoccupé de ses conceptions délirantes; mais il a encore eu des hallucinations, et ses convictions sont restées les mêmes. Il trouve toute simple et toute naturelle la conduite qu'il a tenue, et il ne comprend pas que tout le monde ne partage pas sa manière de voir. Il serait libre, qu'il n'hésiterait pas à recommencer s'il pouvait se débarrasser ainsi de ses persécuteurs. Et cette lutte entre la raison et les préoccupations délirantes de la nature la plus funeste a duré huit ans, pendant lesquels personne n'a songé à faire entrer ce malheureux dans un établissement d'aliénés, où il aurait trouvé tous les soins qu'exigeait sa triste position, et peut-être même une guérison complète, si on s'y était pris à temps.

Il nous paraît d'ailleurs impossible que l'état d'aliénation de M. B... de R... ait échappé à tous les yeux jusqu'au moment de son arrestation. La folie ne se révèle pas seulement, même pour les gens du monde, par une aberration complète de l'intelligence et des passions. Il est évident pour nous que personne n'avait pu se méprendre longtemps sur la nature et la cause de la bizarrerie inexplicable de sa conduite, de cette propension extrême à la solitude, de ces précautions minutieuses et souvent ridicules, de cette misanthropie profonde que rien ne pouvait vaincre, de ces lettres racontant des particularités incroyables qui avaient fait de M. B... de R... un objet de pitié et de répulsion pour tous ceux qui étaient obligés de vivre avec lui. Et cette déplorable maladie une fois reconnue, que restait-il de mieux à faire aux parents du malade et aux personnes qui s'intéressaient à lui, que de prévenir de plus grands malheurs en demandant son placement dans un établissement d'aliénés? Personne, néanmoins, ne paraît y avoir songé. Il y a là une grave question de responsabilité sur laquelle nous aurons occasion de revenir plus tard, qui ressortira encore plus évidemment peut-être des deux faits suivants :

SIXIÈME FAIT.

Nous pouvons observer tous les jours dans l'établissement privé du faubourg Saint-Germain un pauvre malheureux qui y a été amené il y a environ deux ans en exécution d'un arrêté du préfet de police. C'est un homme âgé d'environ cinquante ans, d'un tempérament nerveux, d'une constitution débile et affaiblie par des écarts de régime se renouvelant à des intervalles très irréguliers depuis une époque déjà ancienne. Nous le nommerons M. Edmond. Dès sa jeunesse on a remarqué chez lui un caractère inquiet, bizarre et soupçonneux. Il montra de bonne heure un goût prononcé pour les études abstraites et la vie solitaire, en même temps qu'une grande irrésolution dans les idées et dans les déterminations les plus importantes de la vie. Il embrassa tour à tour un grand nombre de carrières, sans jamais se fixer à aucune, toujours dominé par un orgueil et une ambition qui ne faisaient que grandir à mesure qu'il éprouvait quelque déception nouvelle. Avocat, homme de lettres, professeur, M. Edmond n'a jamais réussi à sortir de son obscurité, malgré la protection d'hommes éminents qui s'étaient intéressés à lui. Alors M. Edmond a senti fermenter en lui toutes les mauvaises passions; il est devenu peu à peu envieux et jaloux des succès d'autrui, irritable et emporté quelquefois jusqu'à la fureur; sa misanthropie s'est accrue en proportion des froissements de son amour-propre. Inébranlable dans sa foi en sa supériorité sur les autres hommes, il n'a jamais pu même soupçonner la cause de ses échecs successifs. Pour se l'expliquer, il s'est cherché des persécuteurs et les a trouvés tout d'abord dans sa propre famille. De là des scènes d'une violence déplorable, dont la répétition fréquente a fait de M. Edmond, déjà depuis plusieurs années, un objet de terreur pour toutes les personnes qui l'approchaient.

Une fois entré dans cette voie fatale, M. Edmond ne devait plus s'arrêter. Il se brouilla avec tous ses parents, dont quelques uns avaient, à différentes reprises, manqué de devenir les victimes de sa fureur. Jusque là cependant on n'avait jamais songé à attribuer à une maladie ces inégalités d'humeur, ces emportements provoqués par les prétextes les plus futiles, cette bizarrerie de caractère et de conduite, cette misanthropie dans laquelle M. Edmond avait fini par envelopper tous ses semblables. Une circonstance d'une assez mince importance au premier abord suffit pour ouvrir les yeux à toute sa famille. Il y a près de quatre ans, il contracta une liaison intime avec une femme rompue de longue main à toutes espèces d'intrigues. Habile à exploiter sa vanité irritable et soupçonneuse, celle-ci ne contribua pas peu à l'isoler de toutes les relations qui auraient pu nuire à ses desseins. Non contente d'entraîner M. Edmond dans des dépenses exagérées, elle parvint à lui extorquer des sommes considérables. Enhardie par ce premier succès, elle poussa l'audace jusqu'à vouloir se faire épouser par son amant. Celui-ci ayant refusé de souscrire à des prétentions aussi avilissantes, des scènes d'une violence inouïe s'ensuivirent, pendant lesquelles cette femme, irritée jusqu'au délire, menaça M. Edmond de le faire empoisonner.

Cette menace fit une impression profonde sur l'esprit de M. Edmond. Il connaissait assez son ancienne maîtresse pour la croire capable de se venger, même par un crime. Sa disposition à la défiance s'en accrut d'une manière remarquable. Il essaya de se rapprocher de sa famille, auprès de laquelle il espérait trouver une sauvegarde contre les tentatives criminelles qu'il redoutait. Mais il était déjà trop tard pour revenir en arrière, et les préoccupations maladives de M. Edmond devaient s'accroître encore. Sa santé physique avait beaucoup souffert depuis quelques années de son genre de vie habituel; ses digestions étaient devenues, à la longue, pénibles et difficiles. Il attribua à l'action d'un poison lent ce qui n'était que la conséquence nécessaire de ses écarts multipliés de régime. Il avait contracté des rhumatismes qui s'exaspéraient sous l'influence des variations atmosphériques même légères; c'était le poison qui avait infecté son sang et corrodait tous ses organes. Dès lors il trouva du poison dans tous ses aliments, il vit des empoisonneurs dans toutes les personnes qui l'entouraient. Il était venu, depuis quelque temps, habiter auprès d'une de ses tantes pour laquelle il avait toujours conservé une grande vénération et qui l'aimait comme un fils. Ses craintes et ses défiances le poursuivirent jusque chez elle; il cacha longtemps des soupçons qu'il avait d'abord repoussés avec horreur, mais la maladie l'emporta sur ses bons instincts, et un jour se trouvant seul avec sa tante, il lui reprocha amèrement de vouloir l'empoisonner; puis s'exaltant au souvenir des douleurs qu'il endurait depuis si longtemps, il la saisit par les cheveux, la traîna après lui l'espace de quelques pas, et l'aurait infailliblement tuée si on ne fût accouru à son secours.

Cette scène, cependant si significative, ne suffit pas pour déterminer les parents de M. Edmond à le faire séquestrer dans un établissement d'aliénés. Ils reculèrent devant la publicité qu'aurait eue presque infailliblement cette mesure, et la défaveur trop réelle qui en aurait rejailli sur toute la famille. Sans s'inquiéter autrement des malheurs qui pouvaient résulter d'un semblable état de choses, ils se contentèrent de s'isoler de plus en plus du malade, et le plus grand nombre cessèrent même tous rapports avec lui. Cette circonstance exaspéra singulièrement la maladie déjà si grave de M. Edmond. Ses craintes, ses soupçons, ses défiances, qui étaient bornées d'abord à un petit nombre d'individus, s'étendirent à toutes les personnes qui l'approchaient. Il ne vit partout que des complices et des émissaires de sa maîtresse, et il lui arriva souvent de s'abstenir de toute nourriture pendant plusieurs jours de suite. Il fit plusieurs voyages, dans l'espoir d'échapper ainsi à ses ennemis; mais tout fut inutile. Enfin sa position devint tellement intolérable, qu'il résolut de s'expatrier. Il quitta secrètement sa ville natale, et vint se cacher à Paris.

Là, M. Edmond jouit d'abord d'un peu de calme et de repos. Se croyant à l'abri de toutes les recherches, il réussit à faire taire ses craintes d'empoisonnement. Mais ce bien être ne dura pas longtemps, et la maladie ne tarda pas à reprendre le dessus. Pendant six mois encore, M. Edmond mena la vie la plus misérable qu'il soit possible d'imaginer. Toujours seul en présence de ses tristes pensées, il voyait des ennemis et des empoisonneurs dans le propriétaire de l'hôtel qu'il habitait, dans le domestique qui le servait, dans le restaurateur chez lequel il prenait ses repas, et jusque dans les passants qu'il coudoyait dans la rue. Il avait emporté une somme d'argent peu considérable, et cependant il était bien résolu à ne pas en demander chez lui, pour ne pas faire connaître l'asile qu'il s'était choisi. Il dut dès lors s'imposer des privations de toute nature, qui, en altérant de plus en plus sa santé physique, augmentèrent encore ses tortures morales. Il n'en devint que plus irritable, et son imagination s'exaltant de plus en plus, il songea à mettre fin à ses misères par le suicide. Il lui en coûtait beaucoup cependant de mourir sans s'être vengé de ses persécuteurs; mais la pusillanimité de son caractère et la faiblesse physique dans laquelle il était tombé l'arrêtèrent toutes les fois qu'il eut la pensée de mettre son projet à exécution. Il n'en était pas moins un sujet d'effroi pour tous les gens de l'hôtel qu'il habitait, et un jour qu'il s'était emporté au point de briser une pendule dans sa chambre, et, je crois aussi une glace, le commissaire de police du quartier, qu'on avait prévenu depuis quelques jours, le fit arrêter et conduire à l'hospice de Bicêtre. Quelques jours après, M. Edmond entra, sur la demande de sa famille, dans l'établissement du faubourg Saint-Germain, où il est resté jusqu'à ce jour.

Nous nous sommes étendu un peu longuement peut-être sur

les antécédents de ce malade, et sur toutes les circonstances qui ont précédé son entrée dans la maison de santé. Mais nous avions besoin de bien faire comprendre la filiation des idées par lesquelles il était successivement passé avant d'arriver à la folie, d'en faire toucher au doigt, pour ainsi dire, la marche et les progrès. Nous voulions démontrer que M. Edmond était depuis longtemps aliéné et dangereux pour la sûreté publique, lorsqu'il a été arrêté à Paris, et établir la part de responsabilité qui aurait dû retomber sur sa famille, s'il avait mis à exécution ses projets de vengeance et de meurtre. Si nous avons choisi cette observation au milieu d'un grand nombre d'autres analogues, c'est qu'elle nous a semblé l'un des types les plus complets de ces mélancoliques qui, tout en conservant vis-à-vis du monde les apparences de la raison la plus saine, sont une menace continuelle suspendue sur la société. Les symptômes offerts par M. Edmond depuis son entrée dans la maison de santé ont pour nous beaucoup moins d'intérêt. Nous dirons cependant que sa maladie s'est constamment aggravée, en ce sens du moins que le délire est devenu plus général. Il a eu fréquemment des hallucinations de l'ouïe et de la vue, à la suite desquelles il est resté convaincu que plusieurs dames, dont l'une appartient à la famille royale, sont venues se livrer à lui. On l'entend souvent parler seul ou avec des interlocuteurs invisibles, avec lesquels il agite les questions les plus ardues de la philosophie et de la métaphysique; alors on observe chez lui une incohérence remarquable dans les idées qui devient plus marquée chaque jour.

Pendant les premiers temps de son séjour dans l'établissement, M. Edmond parlait souvent et avec le plus grand sang-froid du projet de tuer ses prétendus ennemis. Il était habituellement dangereux pour les personnes qui l'entouraient ; il s'emportait fréquemment jusqu'à la fureur et pour les causes les plus futiles ; il lui était arrivé plusieurs fois de menacer et de frapper ses domestiques au moment même où il en recevait quelque service Il exprimait, avec une certaine complaisance, cette pensée qu'étant réputé fou, il pouvait tuer impunément toutes les personnes de la maison. Ces idées de meurtre et de vengeance reviennent moins souvent dans ses discours, quoique ses préoccupations soient toujours les mêmes, quoique sa misanthropie soit, s'il est possible, plus haineuse et plus incurable. Il semble que tout ressort soit brisé dans cette existence, minée depuis si longtemps par les douleurs les plus cruelles qu'il soit donné à un homme de ressentir. Depuis quelques mois son intelligence s'affaiblit avec rapidité, et sa position est tellement misérable, que c'est presque un bonheur à désirer pour lui de le voir tomber bientôt dans la démence, cette mort morale qui apporte avec elle l'oubli absolu du passé.

L'observation suivante va nous offrir un type de folie tout à fait différent de celui qui précède, et cependant tout aussi dangereux pour la sûreté publique.

SEPTIÈME FAIT.

Le 22 juin 1846, est entré dans l'établissement d'aliénés de M. le docteur Leuret, un négociant, âgé de trente-cinq ans, que nous nommerons M. Charles. C'est un homme d'une haute taille, d'un tempérament éminemment sanguin, d'une constitution athlétique, d'une force physique prodigieuse. On nous assure qu'il n'y a pas eu d'aliénés dans sa famille. Son médecin ordinaire et ses parents font remonter à plusieurs années déjà les premiers symptômes ou plutôt les premiers accès de la maladie actuelle. Presque tous les ans, M. Charles présentait, à des époques irrégulières, tous les signes d'une grande excitation nerveuse. Il perdait le sommeil, devenait très irritable, et s'abandonnait souvent sans cause appréciable à une colère violente. Cet état durait quelques jours; le malade se soumettait à un régime exclusivement végétal, prenait beaucoup de bains, buvait une grande quantité de limonade et autres boissons rafraîchissantes, et tout rentrait bientôt dans l'ordre accoutumé. M. Charles conservait d'ailleurs assez de liberté et d'activité d'esprit pour s'occuper de ses affaires, et diriger avec fruit une exploitation importante.

En juillet 1842, l'accès fut plus violent que de coutume, et revêtit tous les caractères d'un véritable accès de manie. La famille de M. Charles se trouva dans la nécessité de le placer dans une maison de santé spéciale, d'où on le fit sortir au bout de dix jours, avant qu'il eût fait aucun traitement convenable. Cette dernière mesure fut prise, malgré l'avis de tous les médecins qui furent consultés, et pour obéir aux vives réclamations du malade, dont les menaces effrayaient toutes les personnes qui étaient obligées de vivre habituellement avec lui. Quoique M. Charles fût loin d'être guéri, cet accès se calma peu à peu, après avoir duré un peu plus longtemps que les précédents, et, depuis cette époque, celui-ci a joui d'une santé généralement assez satisfaisante, jusqu'au commencement du printemps de cette année.

Mais depuis près de six mois, M. Charles était devenu plus impatient et plus irritable qu'à l'ordinaire. Dominé par un besoin immodéré de mouvement, privé presque complétement de sommeil, il était sans cesse par voies et par chemins. Parfois il exigeait de ses ouvriers un travail immodéré que le besoin de ses affaires ne justifiait pas toujours ; d'autres fois, il les condamnait à un repos forcé, au moment même où il recevait le plus de commandes. Infatué de sa force athlétique et de la richesse de sa constitution, il ne connaissait pas d'obstacle qui dût lui résister, et s'emportait jusqu'à la violence, surtout dans les derniers temps, lorsque tout ne cédait point à ses moindres caprices.

Dans les premiers jours du mois de juin, cet état d'excitation et de violence augmenta au point que le malade ne connut plus aucun frein, et s'abandonna avec une sorte de frénésie, à toute espèce d'excès. Pour avoir sans doute plus de liberté, il quitta son domicile habituel, et se rendit dans un établissement qu'il possédait dans un village voisin. Là, il passa quatre ou cinq jours au milieu des orgies les plus dégoûtantes. Un jour il attire auprès de lui sous différents prétextes plusieurs ouvrières de sa fabrique et des femmes du voisinage, s'enferme avec elles, et après les avoir entraînées à boire outre mesure, se déshabille presque complétement, et les force à danser avec lui jusqu'à ce que l'arrivée de quelques ouvriers l'oblige à leur rendre leur liberté. Un autre jour, il organise chez lui un bal auquel il invite tous les gens du voisinage, et plus particulièrement les femmes. Deux ou trois personnes à peine se rendent à son invitation. Pour remplacer les absents, il force ses servantes à s'asseoir à sa table. Le dîner est très bruyant. M. Charles, habituellement très sobre, boit beaucoup, et tombe dans une exaltation presque frénétique, qui le porte à maltraiter rudement toutes les personnes qui se présentent à lui. Le lendemain, il commande des travaux considérables pour cette maison, dont il veut faire une espèce de harem pour loger ses maîtresses. Il la destine plus particulièrement à une dame du voisinage qu'il aime avec passion, dit-il; et comme elle est mariée, il tuera, s'il le faut, son mari, pour arriver à ses fins. Non content de se souiller ainsi lui-même, M. Charles articule publiquement contre sa femme les accusations les plus odieuses. Il l'avait respectée jusque là au milieu de ses plus grands écarts. Il l'accuse maintenant de l'avoir déshonoré, il nomme son amant, et jure de les tuer tous les deux.

Ce désordre des passions et des sentiments affectifs ne resta pas longtemps isolé, et bientôt on put observer chez le malade un dérangement analogue des sensations et des idées. Il eut des hallucinations de plusieurs sens, et notamment de la vue. Dix jours environ avant son entrée dans la maison de santé, il fit une chute de cabriolet, à la suite de laquelle, dit-il, il resta longtemps sans connaissance. Lorsqu'il revint à lui, il se traîna à grand'peine vers la rivière qui était très voisine du lieu de l'accident, et se jeta à l'eau où il resta environ deux heures. Là il frotta vivement la cuisse sur laquelle il était tombé, et son *sang coula avec tant d'abondance, que toute la rivière en était devenue rouge.* Dix jours après cet accident, nous pûmes constater que la cuisse malade était le siége d'une contusion peu étendue et légère, sans aucune trace d'écorchure à la peau. Dans plusieurs circonstances, on l'entendit se plaindre d'être poursuivi par l'esprit malin qui lui était envoyé par ses ennemis; et s'il ne se laissait pas aller au découragement, c'était parce qu'il voyait en même temps le bon ange ou plutôt le *bon diable* qui venait le défendre. Un autre jour, à la suite d'une scène violente qu'il avait faite à sa femme, M. Charles tomba dans une exaltation extraordinaire pendant laquelle il tint les propos les plus décousus et les plus extravagants. Il était Jésus-Christ, le sang était sorti de son côté, comme de celui du Sauveur des hommes. Il était mort et ressuscité comme lui; l'esprit malin était sans cesse acharné à sa poursuite; il avait vu, comme Jacob, une grande échelle avec laquelle il aurait pu monter au ciel; il saurait bien empêcher ses ennemis d'y monter après lui. Il s'était plusieurs fois convaincu qu'il lui suffisait de toucher une femme à l'épaule, pour qu'aussitôt elle vînt se livrer à lui, et il ne se ferait pas faute d'user de cette propriété merveilleuse, etc., etc.

Il serait trop long de rapporter ici tous les actes de violence furieuse qui déterminèrent sa famille à le faire placer une seconde fois dans une maison de santé. Nous dirons seulement que déjà, lorsqu'on s'arrêta à ce parti, M. Charles était devenu littéralement la terreur du pays qu'il habitait. Au milieu des scènes de violence qui se renouvelaient chaque jour, sa femme avait couru des dangers sérieux, et plusieurs personnes avaient été rudement maltraitées. Les nombreux ouvriers employés à sa fabrique parlaient de le quitter, et quelques uns l'avaient fait déjà. Pendant ce temps la maladie de M. Charles faisait des progrès rapides, et personne n'osait prendre la responsabilité de son arrestation. Le maire du village qu'il habitait restait témoin impassible de tous ces excès qui compromettaient cependant d'une manière très grave la sûreté de ses administrés. Tout le monde tremblait à la pensée des vengeances terribles que M. Charles pourrait exercer, à son retour, sur les personnes qui auraient provoqué son placement dans un établissement d'aliénés. C'est surtout dans des cas de ce genre que la loi devrait imposer à l'autorité supérieure l'obligation d'agir avec vigueur et promptitude. Comme nous l'avons dit déjà, le maire, dans les communes rurales, est en rapports trop journaliers et trop directs avec ses administrés pour ne pas reculer devant les dangers inévitables qu'entraînerait pour lui, dans beaucoup de cas, l'exécution rigoureuse des prescriptions de la loi. Selon toutes les probabilités, la séquestration de M. Charles serait de courte durée; on en avait déjà fait une première fois l'expérience. On devait se demander dès lors s'il ne sortirait de l'établissement où il serait placé, qu'après avoir obtenu une guérison complète? Cette guérison le garantirait-elle d'ailleurs du retour d'une maladie qui se présentait avec tous les caractères d'une manie intermittente? Et si, comme cela était probable, il survenait un nouvel accès au bout de quelques mois, n'était-il pas à craindre qu'avant d'être séquestré de nouveau, il n'eût le temps de se venger de tous ceux qui auraient contribué à sa première arrestation?

Que faire cependant? un conseil de famille fut réuni, et tout le monde s'étant mis d'accord, M. Charles fut saisi par quatre hommes vigoureux, et amené dans l'établissement d'aliénés du faubourg Saint-Germain, où nous lui avons donné des soins, sous la direction si intelligente de M. le docteur Leuret. Quelques jours d'isolement et de solitude, une saignée, et trois purgatifs pris à des intervalles assez rapprochés, un grand nombre de bains tièdes et longtemps prolongés, enfin un régime presque exclusivement végétal, suffirent pour amener une amélioration remarquable, tant dans les idées que dans les sentiments et les autres fonctions nerveuses. Aussi un mois s'était à peine écoulé depuis son entrée dans la maison de santé, que M. Charles en sortit sur la demande de ses parents, malgré l'opinion contraire de M. Leuret et de trois autres médecins appelés en consultation auprès de lui.

Plus d'un an s'est écoulé depuis, et nous ignorons complétement ce qui a pu advenir de la sortie prématurée de M. Charles de la maison de santé; mais nous n'en restons pas moins convaincus qu'il y a de très graves inconvénients, *sous le régime de la loi actuelle*, à laisser en liberté un homme aussi dangereux pendant les accès de folie furieuse auxquels il est sujet. C'est une chose grave, nous ne l'ignorons pas, que de vouloir priver de sa liberté un homme jouissant de la plénitude de sa raison, l'intervalle lucide ne dût-il durer que quelques mois. Mais que dans un de ses accès cet homme devienne meurtrier, que pour obéir aux hallucinations qui l'obsèdent, aux soupçons de toute nature qui l'assiègent, ou même à ce besoin instinctif, irrésistible de verser le sang dont on n'a vu que trop d'exemples, il tue sa femme, ses enfants, le premier venu qui se présentera à ses coups, se contentera-t-on de l'enfermer pendant quelques jours jusqu'à ce que sa fureur soit apaisée et sa raison revenue? Personne, que nous sachions, ne voudra soutenir une doctrine aussi désastreuse. Cependant si l'intermittence de la maladie est bien constatée, s'il est bien établi que ce malheureux ne jouissait pas de sa raison au moment où le meurtre a été commis, pourquoi serait-on plus sévère à son égard dans un cas que dans l'autre? Serait-ce parce qu'il est plus à plaindre, et parce qu'il a besoin de plus de ménagements et de consolations? Il est évident que le danger public est le même dans les deux cas, et la loi sur les aliénés sera impuissante à le prévenir autrement que par la séquestration indéfinie du malade, aussi longtemps que les placements d'office exigeront les formalités et les longueurs dont nous avons déjà signalé les périls.

Peut-être existerait-il un moyen de concilier deux intérêts aussi contraires, et de remédier à un mal inévitable, quel que soit le parti auquel on s'arrête, dans l'état actuel des choses. Mais alors toute l'économie de la loi du 30 juin 1838 devrait être profondément modifiée. Comme nous l'avons dit déjà, les articles 18 et 19 de cette loi ordonnent le placement d'office dans un établissement d'aliénés de toutes les personnes dont l'état d'aliénation serait de nature à compromettre la sûreté publique. Mais à quels signes reconnaîtra-t-on *que la folie est de nature à compromettre la sûreté publique?* La loi et les instructions ministérielles qui l'ont suivie gardent un silence absolu sur cette question, dont la solution a été abandonnée à la sagacité des préfets et des maires. Aussi qu'en est-il résulté? C'est que ceux-ci craignant, avec raison, de voir, dans beaucoup de cas, leurs arrêtés cassés par les tribunaux, ont interprété la loi dans son sens le plus restreint, et se sont contentés d'ordonner la séquestration des fous furieux. Quant aux aliénés paisibles, aux idiots, à ces mélancoliques, dont le malade, qui fait le sujet de notre sixième observation, nous a offert un type si complet, on ne s'en est nullement inquiété. Aussi voyons-nous très fréquemment dans les journaux la relation d'incendies, de meurtres et d'assassinats commis par des aliénés. Il serait parfaitement inutile de rappeler ici ces faits dont les détails sont connus de la plupart de nos lecteurs. Cependant, afin qu'on ne puisse pas nous accuser d'exagération, on nous permettra d'apporter à l'appui de nos assertions quelques documents officiels que nous avons puisés dans les comptes-rendus de la justice criminelle, publiés chaque année par le ministère de la justice. Les chiffres renfermés dans le tableau suivant embrassent une période de dix années, de 1835 à 1844. Ils indiquent le nombre des accusés des crimes d'incendie, de meurtre ou d'assassinat, reconnus en état de démence par le jury. Nous aurions beaucoup désiré pouvoir étendre nos recherches aux accusés des autres crimes et des délits correctionnels. Nos chiffres en auraient été sans doute plus concluants. Malheureusement les comptes-rendus de la justice criminelle sont muets sur ce sujet.

Ier *Tableau des crimes d'incendie, de meurtre, d'homicide et d'assassinat commis par des aliénés, de* 1835 *à* 1844.

NATURE DES CRIMES.	1835	1836	1837	1838	1839	1840	1841	1842	1843	1844	TOT.
Incendie.	4	3	1	2	3	7	4	1	5	9	39
Meurtre.	3	2	0	3	2	3	0	1	1	1	16
Homicide et assassinat. . . .	2	7	2	1	3	3	2	3	4	5	32
TOTAUX	9	12	3	6	8	13	6	5	10	15	87

Ainsi voilà, dans l'espace de dix ans, 87 crimes de la nature la plus grave, commis par des personnes reconnues aliénées par le jury, et qu'on avait sans doute laissées libres parce que leur genre de folie ne paraissait pas de nature à compromettre la sûreté publique. Cette proportion nous semble d'ailleurs de beaucoup au-dessous de la réalité. Sans compter les autres crimes et les délits correctionnels, sur les motifs desquels les comptes-rendus de la justice criminelle gardent le silence, il est certain que l'existence de la folie est souvent méconnue par les tribunaux, et qu'un certain nombre d'aliénés sont condamnés tous les ans comme coupables. Nous en avons entre les mains une preuve tout à fait concluante. Lors de la discussion de la loi sur la réforme des prisons, le ministre de l'intérieur ayant fait rechercher combien il y avait de fous, à un moment donné, dans les maisons centrales du royaume, on en trouva, le 1er avril 1844, 359 sur une population d'environ 21,000 détenus. Il est évident, dès lors, qu'un aliéné, quelque paisible qu'il soit en apparence, peut toujours devenir dangereux pour la sûreté publique s'il n'est soumis à une surveillance rigoureuse. Or, cette surveillance est impossible pour les aliénés indigents qu'on laisse en liberté. De là le devoir pour la société d'y pourvoir par leur séquestration forcée dans des établissements spéciaux. De là, enfin, la nécessité d'accorder à l'administration des pouvoirs plus étendus, et de lui imposer des obligations plus impératives que celles qui sont contenues dans la loi du 30 juin 1838. Les articles 18 et 19 de cette loi devraient donc être modifiés dans ce sens, que les préfets seraient tenus d'ordonner d'office le placement dans les établissements d'aliénés, *non plus seulement de tous les individus dont l'état d'aliénation compromettrait d'une manière imminente la sûreté publique*, *mais aussi de tous ceux qui leur seraient signalés comme ayant donné des signes évidents de folie*, *et sur lesquels leurs familles ne pourraient ou ne voudraient pas exercer une surveillance efficace.*

Ce serait là une innovation très importante à laquelle on pourrait faire, nous ne l'ignorons pas, des objections de plusieurs sortes. Mais nous croyons aussi qu'examinées de près, ces objections paraîtront en réalité beaucoup plus spécieuses que graves. Ainsi, nous dira-t-on d'abord, accorder à l'administration une aussi grande latitude, ne serait-ce pas lui mettre entre les mains un pouvoir dont elle fera presque infailliblement un instrument d'arbitraire et d'oppression. Mais, comme le disait si bien M. le ministre de la justice lors de la discussion de la loi à la Chambre des pairs (p. 26), est-il possible de craindre qu'un citoyen soit arrêté et sa liberté attaquée sous prétexte de folie, dans un pays comme la France, avec toutes les garanties qui sont données à la liberté individuelle, avec la publicité qui se rattache à tous les actes de l'administration? D'ailleurs, ce pouvoir attribué à l'administration trouverait, dans la nature même des choses, un correctif puissant, et de tous sans contredit le plus efficace, auquel personne n'a songé lors de la discussion de la loi; ce correctif n'est autre que *le droit accordé aux médecins attachés aux établissements spéciaux de faire rendre immédiatement à la liberté tous les aliénés dont la guérison serait obtenue*, *et à plus forte raison toutes les personnes placées dans ces établissements dont l'état d'aliénation mentale ne leur serait pas parfaitement démontré.* C'est dans cette intervention du médecin, qu'il importerait de rendre plus prépondérante qu'elle ne l'a été jusqu'ici, que se trouve sans contredit la meilleure et la plus sûre garantie en faveur de la liberté individuelle. Aussi, n'est-il pas vraiment étrange que dans une question aussi éminemment médicale, la loi ait fait aux médecins une position aussi secondaire? Et lorsque tout le monde s'accorde à reconnaître que dans beaucoup de cas la folie exige, pour être reconnue, toute la sagacité des observateurs les plus habiles et les plus expérimentés, ne devrait-on pas, pour être conséquent, conférer à des médecins la solution de toutes les questions qui s'y rattachent ?

Mais tous les hommes peuvent se tromper, et l'esprit de corps ne nous aveugle pas au point de prétendre qu'on attribue aux médecins des établissements d'aliénés le droit exclusif de prononcer sur le sort des malades qui leur sont confiés. Il nous paraîtrait, au contraire, indispensable qu'on instituât auprès de chaque établissement public d'aliénés une commission de surveillance composée exclusivement de médecins, à laquelle serait déféré le soin de s'enquérir de l'état mental de tous les individus qui seraient admis dans l'établissement, soit par ordre de l'autorité, soit à titre de placement volontaire, ou d'éclairer la justice sur toutes les questions qui lui seraient soumises au sujet de ces mêmes individus. L'institution de cette commission rendrait l'intervention de la justice presque constamment inutile; et si celle-ci devenait nécessaire dans des cas extrêmement rares, ce ne serait plus que pour réprimer les abus de pouvoir de l'autorité administrative ou punir les magistrats prévaricateurs. Mais alors cette intervention n'aurait aucun des inconvénients que nous avons signalés plus haut. D'un autre côté, qu'un individu réputé aliéné et séquestré par ordre du préfet soit reconnu sain d'esprit et mis en liberté, soit par le médecin de l'établissement qui l'aura reçu, soit par la commission médicale dont nous demandons la création, il n'y a plus là un blâme injurieux que l'administration est condamnée à subir, comme dans le procès de madame L... (page 16), et dans tous les cas analogues. Ici l'autorité n'est plus en cause; un individu lui paraissait aliéné, elle a rempli son devoir en le mettant en présence des seuls juges compétents pour découvrir la vérité. Leur décision, quelle qu'elle soit, ne peut en rien l'atteindre. Ici encore point de rivalité d'amour-propre à craindre; point de conflit possible entre deux pouvoirs rivaux.

Quant à la personne qui aurait eu à souffrir de la mesure prise par le préfet, et de l'erreur dans laquelle on serait tombé à son égard, ses plaintes ne sauraient prévaloir contre l'intérêt public, dont la charge est confiée à l'administration. C'est un de ces maux inévitables qu'on subit en gémissant et comme une conséquence nécessaire de l'imperfection de toutes les institutions humaines. Que sur le simple soupçon d'un délit correctionnel un homme soit arrêté et conduit en prison, si quelques charges s'élèvent contre lui, un juge d'instruction est commis pour l'interroger; les faits sont examinés avec soin, les témoins entendus. Pendant ce temps, les jours et les semaines se passent, et plusieurs mois se sont quelquefois écoulés lorsque son innocence étant reconnue, il est rendu à la liberté. Ce malheureux n'en a pas moins été condamné à vivre, pendant un temps plus ou moins long, sous cette imputation déshonorante, privé de sa liberté et confondu avec les plus vils scélérats. N'est-ce pas là un malheur peut-être irréparable? Qui s'avisera néanmoins de rendre la justice et l'administration responsables d'une erreur aussi fatale, et qui se renouvelle presque tous les jours dans les circonstances les plus diverses?

L'adoption de la mesure que nous proposons, et son exécution rigoureuse, seraient donc un excellent moyen de protéger la société contre les mauvaises passions des aliénés. Mais ne sacrifierait-on pas en même temps l'intérêt et l'avenir des malades que cette mesure atteindrait ? Loin de là, les données de la science s'accordent ici complétement avec les nécessités légales. L'isolement des aliénés dans des établissements spéciaux est reconnu par tous les médecins comme la condition première de tout traitement. Il faut avant tout que le malade soit soustrait aux causes qui ont agi sur lui, soit éloigné de toutes les personnes et de toutes les circonstances au milieu desquelles il avait l'habitude de vivre. Avons-nous besoin d'ajouter que les chances de guérison sont d'autant plus faibles qu'on s'éloigne davantage de l'époque de l'invasion de la maladie, et qu'il est très utile de placer le plus tôt possible le malade au milieu des circonstances nouvelles qui doivent contribuer à son rétablissement ?

Ainsi tout se réunit pour démontrer la nécessité du placement immédiat, dans les établissements qui leur sont destinés, de tous les aliénés, dangereux ou non, dont l'état de maladie serait signalé à l'autorité supérieure. Mais les modifications à la loi du 30 juin 1838, que nous regardons comme nécessaires et urgentes, seraient adoptées, qu'il resterait encore beaucoup à faire pour en assurer l'exécution. Comme nous le disions au commencement de notre travail, lorsqu'un individu est atteint d'aliénation mentale, sa famille tient beaucoup, en général, à tenir secret le malheur qui vient de la frapper. On se fait d'ailleurs longtemps illusion sur la nature des changements qu'on observe dans le caractère et dans les idées du malade ; et lorsqu'enfin on est obligé de se rendre à l'évidence, on s'efforce de dérober celui-ci à tous les regards indiscrets, et on attend encore, parce qu'on espère que cette cruelle affection s'arrêtera dans sa marche. Enfin ce n'est le plus souvent qu'à la dernière extrémité, et lorsque déjà la maladie a fait des progrès alarmants, qu'on se résout à prendre un parti décisif et à placer le malheureux aliéné dans un établissement spécial. Ce sera toujours là un obstacle qu'il sera bien difficile de surmonter. Les secrets et les scrupules des familles doivent être respectés toutes les fois qu'un grand intérêt public n'en commande pas impérieusement la violation. Cependant ces scrupules et ces retards sont presque toujours préjudiciables au malade, et peuvent, en se continuant, compromettre la sûreté publique. Il importe donc que la loi intervienne pour y mettre un terme.

Mais de quelle nature sera cette intervention ? Rien de plus simple à notre avis. Toute personne qui ne jouit pas de la plénitude de ses facultés intellectuelles, qui n'est *pas saine d'esprit*, pour nous servir des expressions du Code civil, ne saurait être responsable de ses actions ; n'est-il pas juste dès lors que, s'il y a un dommage causé, la responsabilité de ce dommage retombe sur ceux qui auraient pu ou dû l'empêcher ? Le Code civil (art. 1384) rend le père et la mère responsables du dommage causé par leurs enfants mineurs ; les maîtres ou commettants, de celui qui vient du fait de leurs domestiques ou préposés, dans les fonctions auxquelles ils les ont employés; les instituteurs et artisans, de celui qui est causé par leurs élèves ou apprentis pendant le temps qu'ils sont sous leur surveillance. Il étend même cette responsabilité au propriétaire d'un animal, pour le dommage causé par cet animal, soit qu'il fût sous sa garde, soit qu'il fût égaré ou échappé. Mais il n'est nullement question du dommage causé par les aliénés furieux ou paisibles; et nous avons peine à comprendre que lors de la discussion de la loi du 30 juin 1838 on n'ait pas songé à combler cette lacune si regrettable. Le Code pénal prononce, il est vrai (art. 475), *une amende de six à dix francs* contre ceux qui auront laissé divaguer des fous ou des furieux étant sous leur garde, et *de onze à quinze francs* (art. 479) si de cette divagation est résultée la mort ou la blessure des animaux ou bestiaux appartenant à autrui. Mais n'est-ce pas là une véritable dérision, et que peut-on attendre raisonnablement d'une semblable répression? Ce n'est que dans la *responsabilité civile, clairement définie et largement établie*, qu'on peut espérer de trouver un remède efficace aux maux que nous avons signalés. Aussi appelons-nous de tous nos vœux une révision prochaine de la loi du 30 juin 1838. Une expérience de sept ans a suffi pour en démontrer les vices et les dangers; l'intérêt public est fortement engagé dans la question, et nous espérons que la longue discussion dans laquelle nous venons d'entrer ne sera pas tout à fait perdue.

CONCLUSIONS.

Tous les faits qui précèdent, et les conséquences qui en découlent naturellement, peuvent se résumer dans les propositions suivantes :

1° Dans l'état actuel de la législation, la société n'est pas suffisamment protégée contre les écarts et la fureur des aliénés dangereux ;

2° Sous prétexte de protéger la liberté individuelle contre le mauvais vouloir de l'autorité administrative, les auteurs de la loi du 30 juin 1838 ont entouré la séquestration d'office de ces infortunés, dans les établissements qui leur sont destinés, de formalités si nombreuses, que leur accomplissement exige des lenteurs quelquefois interminables et dont les conséquences ne sont que trop souvent irréparables (articles 18, 19 et 29 de la loi);

3° Les accidents, quelquefois si cruels, qui résultent d'un semblable état de chose, ne seront prévenus qu'autant qu'on imposera aux préfets l'obligation de faire séquestrer d'office, non pas seulement tous les individus dont l'état d'aliénation compromettrait *d'une manière imminente la sûreté publique*, mais aussi tous ceux qui leur seraient signalés *comme ayant donné des signes évidents de folie*, et sur lesquels leurs familles ne pourraient ou ne voudraient pas exercer une surveillance suffisante (p. 53);

4° La liberté individuelle serait très efficacement protégée contre tous les abus par la création d'une commission de surveillance, exclusivement composée de médecins chargés de constater l'état mental de tous les individus qui sont admis dans les établissements publics d'aliénés, et investie du pouvoir *d'ordonner la sortie immédiate* de tous ceux dont l'état d'aliénation ne lui paraîtrait pas suffisamment démontré ;

5° Les dispositions de l'article 1834 du Code civil sur la responsabilité civile devraient être étendues au cas où un dommage quelconque serait causé par un aliéné laissé libre, et sur lequel sa famille n'aurait pas exercé une surveillance suffisante.

FIN.

www.ingramcontent.com/pod-product-compliance
Ingram Content Group UK Ltd.
Pitfield, Milton Keynes, MK11 3LW, UK
UKHW020328220726
13923UKWH00003B/1426

9 782019 993559